AF316864

Congrès international de la Tuberculose

Paris, 2-7 octobre 1905

Troisième Section -- Protection et assistance de l'enfant

Œuvre angevine des Colonies de Vacances
Résultats obtenus au point de vue de la santé des enfants

Rapport présenté par le Dr L. JAGOT

Professeur de Clinique médicale à l'École de Médecine d'Angers

ANGERS

GERMAIN & G. GRASSIN, IMPRIMEURS-ÉDITEURS

40, rue du Cornet et rue Saint-Laud

1905

Congrès international de la Tuberculose

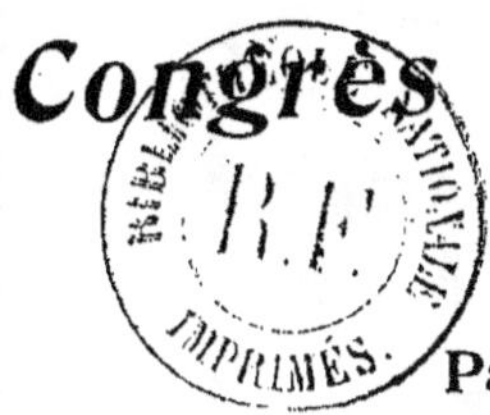

Paris, 2-7 octobre 1905

Troisième Section -- Protection et assistance de l'enfant

Œuvre angevine des Colonies de Vacances
Résultats obtenus au point de vue de la santé des enfants

Rapport présenté par le Dr L. JAGOT

Professeur de Clinique médicale à l'École de Médecine d'Angers

ANGERS

GERMAIN & G. GRASSIN, IMPRIMEURS-ÉDITEURS

40, rue du Cornet et rue Saint-Laud

1905

Œuvre angevine des Colonies de Vacances

L'œuvre angevine des Colonies de vacances a pour but
d'envoyer à la campagne ou à la mer, dans les meilleures
conditions possibles d'hygiène, des enfants d'ouvriers de 6 à
13 ans sur lesquels ne peut s'exercer la surveillance des
parents pendant les semaines de vacances, et de leur donner
de la santé pour l'année qui va suivre.

Fondée en 1901, elle a accompli cette année sa cinquième
campagne et les résultats obtenus sont si intéressants qu'ils
m'ont paru dignes de vous être communiqués.

La première année, 30 enfants et la deuxième 60 ont
été envoyés à la campagne pendant 15 jours, temps abso-
lument insuffisant pour avoir une action efficace et durable
sur la santé des colons.

La troisième année, un comité de dames fut constitué.
Elles décidèrent d'envoyer les enfants en vacances, pendant
un mois, à la campagne et même à la mer, si la santé de
l'enfant l'exigeait.

Cette première année, 125 enfants partirent.

L'an dernier, 237 enfants purent profiter des bienfaits de
l'œuvre.

212 allèrent à la campagne et 25 à la mer.

Cette année, ce nombre a encore augmenté, et 300 enfants
ont été envoyés en vacances, 255 allèrent à la campagne et
45 à la mer.

Des deux modes de placement en usage dans les œuvres
similaires, le placement en commun et le placement familial,

l'œuvre a adopté le second, c'est à dire que les enfants sont placés chez des fermiers, des petits propriétaires, des instituteurs qui se chargent de les loger et de les nourrir pendant un mois. Chaque nourricier ne peut recevoir plus de quatre enfants afin que la surveillance soit plus sérieuse et plus complète [1].

Le même mode de placement a été adopté pour les colonies de vacances de la Chaussée du Maine, que dirige Mme Frank Puaux et qui fonctionnent depuis 23 ans. « Tous, dit Mme Frank Puaux, y prennent le goût de la campagne ; pour la plupart, ils voudraient ne plus habiter la ville. » Dans cette œuvre, l'enfant revient de 40 à 50 francs par mois, voyage et frais de séjour compris.

Je ne veux pas entrer dans le détail de l'organisation de notre œuvre, de ses moyens de propagande, de son budget, du recrutement des enfants et de leur examen au point de vue médical, des procédés employés pour choisir des parents nourriciers, je ne vous parlerai pas non plus de l'œuvre accessoire des vestiaires ; mais je dois vous dire que les parents nourriciers reçoivent une allocation journalière de o fr. 75 par enfant à la campagne, et de 1 fr. à la mer. Le séjour d'un mois, en comprenant les frais généraux et les frais d'habillement et de voyage, revient à l'œuvre à *31 fr. 80* à la campagne et *47 fr. 15* à la mer.

Cette année, il a fallu plus de 10.000 francs pour les frais occasionnés pour nos 300 enfants.

L'examen médical porte sur la santé générale de l'enfant et sur l'état de ses différents appareils, ainsi que sur son hérédité. Après cet examen, le médecin donne le classement n° 1 à ceux des enfants dont l'état de santé exige le départ au bord de la mer, le classement n° 2 à ceux qui, assez bien portants, seront envoyés seulement à la campagne ; le classement

---

[1] C'est ce mode de placement qui a reçu l'approbation de la troisième section du congrès.

nº 3 à ceux qui ne partiront que si le budget de l'œuvre le permet ; enfin, le classement o indique les enfants atteints d'affections contagieuses (tuberculose ouverte, maladies cutanées, etc.) et qui pourraient contaminer les personnes chez lesquelles ils seraient placés.

Il était intéressant de se rendre compte des résultats que l'on obtenait au point de vue de la santé des enfants en récompense d'un si lourd sacrifice et d'efforts si soutenus. Ce sont ces résultats que je me propose de vous faire connaître.

Depuis trois ans, l'examen médical a été fait au départ et à l'arrivée par les mêmes médecins et avec le soin le plus scrupuleux. S'il y a eu quelques erreurs commises, elles ont dû se compenser et je n'en veux pour preuve que la similitude des résultats obtenus pendant les trois dernières années. L'examen a porté sur trois points : La *taille*, le *poids*, le *périmètre thoracique*. Cette année, un nouveau facteur a été étudié, c'est l'augmentation de la *puissance respiratoire*. On a mesuré le périmètre thoracique en expiration et en inspiration, au départ et à l'arrivée, et l'on est arrivé à des résultats très probants, de nature à montrer le gain considérable obtenu par un mois de vacances.

Entrons donc tout de suite dans la statistique et voyons d'abord les résultats obtenus au point de vue du poids.

I. Poids

1ʳᵉ année : 12 o/o des garçons ont perdu de leur poids 1 kilo en moyenne ;

9 o/o sont restés stationnaires ;

76 o/o ont gagné de o kil. 5oo à 2 kilos ;

Le gain moyen a été 1 kil. o56.

3,5 o/o des filles ont perdu o kil. 5oo ;

13 o/o sont restées stationnaires ;

82 o/o ont gagné de o kil. 5oo à 3 kil. 75o ;

Le gain moyen a été de 1 kil. 5oo.

La moyenne du gain des garçons et des filles réunis a donc été de 1 kil. 250.

2e année : La 2e année, 8,24 o/o des garçons ont perdu de 100 à 1.000 grammes ;
10,30 o/o sont restés stationnaires ;
81,44 o/o ont gagné de o kil. 500 à 6 kil. 500 ;
Le gain moyen a été de 1 kil. 384.

Aucune fille n'a perdu de poids ;
7,35 o/o sont restées stationnaires ;
94,75 o/o ont gagné de o kil. 500 à 6 kil. 500 ;
Le gain moyen a été de 1 kil, 817.

La moyenne du gain des garçons et des filles réunis a été de 1 kil. 600.

3e année : la 3e année, 3,39 o/o des garçons ont perdu de 300 à 2.000 grammes ;
10,09 o/o sont restés stationnaires ;
86,23 o/o ont gagné de o kil. 500 à 5 kil. 500 ;
Gain moyen : 1 kil. 480.

5,40 o/o des filles ont perdu de 300 à 2.000 grammes ;
9,90 o/o sont restées stationnaires ;
84,68 o/o ont gagné de 500 à 4.000 grammes ;
Gain moyen : 1 kil. 736.

La moyenne du gain des garçons et filles réunis a été de 1 kil. 648.

Si l'on compare les résultats de ces trois années, on remarque que les filles ont toujours plus augmenté de poids que les garçons. On remarque également que les résultats sont très rapprochés pour les trois années :

	1re année	2e année	3e année
Garçons..........	1 kil. 056	1 kil. 384	1 kil. 480
Filles..........	1 kil. 500	1 kil. 817	1 kil. 736

Les filles ont augmenté en moyenne de 4 à 5oo grammes de plus que les garçons.

A quelle cause faut-il attribuer cette différence ? N'est-ce pas parce que l'hygiène des filles laisse encore davantage à désirer que celle des garçons. Elles vivent plus renfermées, employées par leurs mères, dès leur plus jeune âge, aux menus soins du ménage et même à la surveillance de leurs frères et sœurs plus petits. Un résultat identique a été partout signalé et en particulier par M. Iribe, au sanatorium d'Hendaye et par M. Louis Comte, dans l'*œuvre des enfants à la montagne*. M. de Varigny, le savant chroniqueur du Temps, interprète ce résultat en disant que « la femme est propre à acquérir, l'homme à dépenser ».

II. Taille

La 1re année, les garçons ont gagné	o m. o2i mil.	en moyenne
— les filles	—	o m. o24 mil.	—
La 2e année, les garçons	—	o m. oi9 mil.	—
— les filles	—	o m. oi7 mil.	—
La 3e année, les garçons	—	o m. oi5 mil.	—
— les filles	—	o m. oi7 mil.	—

La moyenne est donc de o m. o2 cent. environ, pour les trois années, exactement o m. oi88.

Le pourcentage moyen de ceux qui ont grandi a été pour les trois années de 79.26.

III. Périmètre thoracique et puissance respiratoire

L'étude du périmètre thoracique et de ses variations doit particulièrement nous arrêter ici, car nous ne devons pas oublier que nous sommes une section du congrès de la tuberculose et il n'échappera à aucun de vous que tout gain obtenu en faveur de la capacité thoracique diminue d'autant l'aptitude à la contamination bacillaire.

La première année, cependant, un petit nombre d'enfants

avaient pu être examinés, 41 garçons et 21 filles. Les premiers avaient gagné 0.021 mil., les secondes 0.024 mil.

La deuxième année, 193 enfants furent examinés, 102 garçons et 91 filles :

88,23 o/o des garçons ont gagné, en moyenne, 0.030 mil.
87,92 o/o des filles   —   —   0.043 mil.

Malheureusement ces résultats peuvent être attaqués, il existe en effet plusieurs causes d'erreur : le périmètre n'a pas été pris au même moment de la respiration, fin de l'inspiration, fin de l'expiration. La seconde cause d'erreur est le développement des seins chez les petites filles de 11 à 13 ans. Chez celles-ci, non seulement le périmètre est difficile à prendre, mais encore l'introduction de ces chiffres dans les statistiques trouble assez les moyennes pour leur enlever une partie de leur valeur scientifique.

La troisième année nous avons cherché à nous mettre à l'abri de ces causes d'erreur et nous avons pris deux mesures, d'abord celle du périmètre thoracique prise à la fin de l'expiration, puis celle que j'appellerai la *puissance respiratoire*, c'est à dire la différence entre le périmètre thoracique à la fin de l'expiration et la même mesure en inspiration forcée. Je vous donne d'abord les résultats obtenus et je vous ferai ensuite quelques remarques que leur examen suggère.

L'examen a porté sur un chiffre assez élevé d'enfants pour que les erreurs faciles et nombreuses se trouvent compensées :

226 enfants ont été mesurés, 112 filles et 114 garçons.

Sur 114 garçons :

Le périmètre thoracique est resté stationnaire dans 13 cas; il a augmenté de 1 à 6 centimètres chez 101 garçons, soit 97,43 o/o;

La moyenne du gain a été de 2 cent. 95.

Sur 112 filles :

25 périmètres sont restés stationnaires ;

Chez 87 filles il a augmenté de 1 à 6 et même 8 centimètres, soit 77,67 o/o.

La moyenne du gain est néanmoins la même que pour les garçons, 2 cent. 95, ce qui tendrait à prouver que celles qui ont augmenté leur périmètre l'ont augmenté davantage, mais c'est là qu'il faut penser au développement des tissus graisseux et glandulaire.

Les mesures de la *puissance respiratoire* ont donné les résultats suivants :

Sur 114 garçons, 94 ont gagné, soit 82,45 o/o ;

Le gain a été de 1 à 6 centimètres ; en moyenne, 2 cent. 20.

Sur 112 filles, 73 seulement ont gagné, soit 65,25 o/o ;

Le gain a été de 1 à 10 centimètres ; en moyenne, 2 cent 48.

Nous remarquons que le nombre des filles dont la puissance respiratoire a augmenté est de beaucoup inférieur à celui des garçons, 65,25 o/o au lieu de 82,45 o/o. Je crois qu'il faut attribuer pour une large part cette différence à ce simple fait, c'est que si l'on dit à un garçon de respirer profondément, il s'en fait un jeu, tandis que les petites filles, plus intimidées, y mettent beaucoup moins d'entrain. Malgré cela, la moyenne de l'augmentation est supérieure chez les petites filles (2 cent. 48 contre 2 cent. 20). C'est ici qu'il faut encore faire intervenir le développement de la glande mammaire.

La moyenne de l'augmentation de la puissance respiratoire est, pour les garçons et pour les filles, de 2 cent. 34.

C'est un résultat bien réel et qui ne se confond pas avec le développement du périmètre thoracique auquel il est d'ailleurs inférieur. Il prouve que non seulement l'enfant a augmenté son tissu graisseux, mais que la vie en plein air a développé son appareil musculaire et cela dans des proportions très considérables. L'examen des cas individuels nous a également montré que si, la plupart du temps, il y a parrallélisme entre les deux développements, périmètre thoracique et puissance respiratoire, il n'en est pas toujours ainsi et que nombre d'enfants ont accru celle-ci sans augmenter celui-là. Un savant italien M. Niceforo qui vient de faire des recherches analogues sur des enfants pris dans les diverses classes de la société a également demontré que, chez les enfants pauvres, la puissance respiratoire était inférieure à celle des enfants des classes plus aisées de la société.

Enfants envoyés au bord de la mer

Il me resterait à vous parler des résultats obtenus chez les enfants envoyés au bord de la mer ; ce sont des enfants particulièrement délicats, d'une constitution lymphatique, présentant souvent des engorgements ganglionnaires, presque des malades. L'œuvre a fait pour eux de grands sacrifices puisque l'on a, pour les plus malingres, prolongé d'un mois leur séjour. Les résultats ont été excellents et d'autant meilleurs que le séjour a été plus prolongé. On a constaté chez presque tous la disparition ou tout au moins la diminution des ganglions. Leur taille a augmenté d'un chiffre identique à celui de la moyenne totale. L'augmentation du poids, en raison sans doute de la débilité des sujets, a été d'un tiers inférieure à la moyenne, chez les enfants qui ne sont restés qu'un mois. Chez ceux au contraire qui ont pu rester deux mois au bord de la mer, l'augmentation a été considérable et a atteint chez plusieurs d'entre eux 3 et 4 kil. Nous savons depuis longtemps qu'il en est de même chez les enfants des classes aisées que leurs parents emmènent aux bains de mer et pour lesquels il faut toujours compter sur quelques semaines d'acclimatation avant d'observer les bienfaits de l'air marin. Le périmètre thoracique s'est accru de 3 cent. environ, chiffre exactement le même que celui des enfants envoyés à la campagne.

Tels sont messieurs les résultats obtenus en un mois, 1 kil. 5oo pour le poids, 2 cent. pour la taille, 3 cent. pour le périmètre thoracique et 2 cent. 1/4 environ pour la puissance respiratoire.

Aucun de nos enfants n'a été malade en vacances et n'a dû être ramené chez ses parents, les accidents survenus à la suite de jeux trop violents ont été très rares et aucun n'a eu de suites graves.

Ces longs détails statistiques ne sont-ils pas de nature à convaincre ceux qui ne voient pas le bien réel et prolongé que peuvent faire, dans les milieux ouvriers, les vacances en plein air et à encourager les personnes courageuses qui s'occupent de ces œuvres et qui s'y intéressent.

Réponse à une objection

Je voudrais répondre à une objection qui a été faite au Congrès, ce que je n'ai pu faire immédiatement, manquant alors de documents; je voudrais en même temps montrer quelle place importante ces institutions occupent, de l'aveu de tous, dans la lutte contre la tuberculose. C'est ce qu'ont démontré les vœux émis à ce sujet, tant dans la troisième section que dans la séance plénière du Congrès, où ont été ratifiés les vœux des différentes sections.

Cette objection, la voici :

« Vos enfants ont augmenté pendant un mois de 1 k. 5oo en moyenne pour le poids, de près de 0,02 cent. pour la taille et de 3 cent. 65 pour le périmètre thoracique; mais il faudrait savoir quel est, normalement, l'accroissement en poids, en taille et en périmètre thoracique chez des enfants pris au hasard. »

Vous comprenez toute la valeur de cette objection, mais il n'est pas facile d'aller peser, mesurer des enfants auxquels vous n'avez aucun service à rendre en échange de cet ennui et surtout d'en mesurer beaucoup. Heureusement le travail a été fait, et bien fait, par des statisticiens éminents, nous dirions aujourd'hui des actuaires. C'est donc à eux de répondre : les chiffres que je vous donne sont dus à Quetelet (Belgique), Pagliani (Italie), Cowel (Angleterre), Dally (France).

Pour la taille, d'après Quetelet, l'accroissement *annuel* pour les enfants de 6 à 12 ans varie de 4 cent. 8 à 5 cent. 8, soit *4 à 5* millim. *par mois*. Mais l'on pourrait objecter que ces chiffres sont obtenus dans certains milieux et ne seraient pas vrais dans d'autres. Quetelet a divisé sa statistique en enfants de la classe mixte et enfants de la classe pauvre ; pour les premiers, l'accroissement par an est de 5 cent. 21 et de 4 cent. 30 seulement pour la classe pauvre, soit respectivement 43 millim. et 37 millim. par mois.

En Angleterre, Cowel a trouvé un accroissement *annuel* de 4 cent. 03 pour les enfants des fabriques et 6 cent. pour les autres, ce qui donne un accroissement *mensuel* de 33 millim. pour les premiers et 50 millim. pour les seconds.

Pagliani, dans son mémoire sur *Les facteurs de la taille humaine* (Rome 1877), où j'ai puisé déjà quelques-uns de ces chiffres, donne :

Augmentation de poids annuel : *2 kil. 41* ; augmentation de taille annuelle : *3 cent. 37* ; augmentation de circonférence thoracique : *1 cent. 34.*

Dally (France) donne pour l'accroissement annuel de la taille dans deux écoles de Paris (rue des Deux-Boules et Neuilly), enfants de 6 à 13 ans : 6 cent. 663 et 5 cent. 740 — moyenne : 6 cent. 20, soit 5 millim. par mois.

Une dernière statistique, dont j'ignore l'auteur, donne un accroissement annuel de 2 kil. 448 pour le poids et de 5 cent. 28 pour la taille, ce qui donne pour l'accroissement *mensuel* 204 grammes de poids et 44 millim. pour la taille.

Vous voyez que toutes ces statistiques sont d'accord entre elles, l'augmentation mensuelle du poids est d'environ 200 grammes en chiffres ronds, celle de la taille de 40 à

5o millim., et 11 millim. seulement pour le périmètre thoracique; ces chiffres nous apprennent également que, dans les classes aisées, l'accroissement est plus considérable que dans les classes pauvres. Ils sont également conformes aux résultats récemment publiés par le Dr Niceforo, d'Italie. Mais vous voyez quelles différences existent, puisque nous obtenons, pour l'accroissement mensuel, les chiffres suivants :

Poids : 1 kil. 5oo au lieu de 200 gr. ;
Taille : 2 cent. au lieu de 4 à 5 millim. ;
Périmètre thoracique : 3 cent. 1/2 au lieu de 10 à 12 millim.

On a aussi fait observer que les augmentations considérables (4 à 6 kilos en un mois) constatées chez certains enfants étaient dues à ce que l'on n'avait pas seulement affaire à des enfants débiles, mais à des affamés, à des malheureux sortis de « *la classe qui pâlit* », comme dit M. Casimir Périer. Cette remarque, due au docteur Granjux, ne veut pas dire d'ailleurs que les colonies de vacances ne sont pas utiles pour ces enfants; elle montrerait au contraire combien dans certains cas elles sont indispensables.

Je pense vous avoir montré quel coup de fouet vigoureux donne à la nutrition, dans toutes les directions, chez des enfants pris dans des conditions mauvaises, le séjour d'un mois au bord de la mer ou simplement à la campagne, et aussi une alimentation saine, régulière et suffisante.

Cette façon de voir est partagée par tous ceux qui se sont occupés de la question. Le docteur Bonnin, de Bordeaux, une des villes de France où les colonies de vacances sont les plus prospères, s'exprime ainsi : « Parmi les œuvres qui combattent le mal tuberculeux, les colonies de vacances sont parmi les plus simples et les plus efficaces. »

Le docteur Neau, des Sables d'Olonne, signale aussi les résultats extraordinaires obtenus dans cette station balnéaire chez les petits Parisiens que l'on y envoie.

Le docteur Audeoud, de Genève, fait alors voter par la section le vœu suivant : « Multiplier les colonies de vacances et établir un lien entre elles[1]. »

Ce vœu de section reçoit deux jours après sa consécration dans le paragraphe 2 des vœux présentés au congrès (toutes sections réunies) et adopté par acclamation. Ce paragraphe est ainsi libellé : « Pour amener la préservation de l'enfant « à l'école, il faut assurer l'hygiène du local et du mobi- « lier, généraliser les cantines scolaires, *multiplier les* « *colonies de vacances*, apprendre l'hygiène à l'enfant et « lui faire aimer l'exercice et la propreté, soigner l'enfant « suspect par une meilleure alimentation et multiplier les « écoles à la campagne. »

Ces vœux divers que l'on retrouve en propres termes ou en esprit dans les différentes communications des sections, le temps qu'on y a consacré, tout démontre l'intérêt de la question et la certitude aujourd'hui acquise qu'elle est une de celles dont la solution favorable fera le plus dans la lutte que le monde entier entreprend contre le plus mortel de nos ennemis.

---

[1] Ce vœu a déjà été entendu et l'idée d'un congrès des colonies de vacances pour 1906 vient d'être émise dans le dernier numéro de l'*Avenir de la Mutualité* par M. A.-E. André, inspecteur primaire à Reims et fondateur de l'œuvre des voyages scolaires, pour fêter le trentenaire de ces institutions, fondées par le docteur Bion, de Zurich, et importées en France, il y a vingt-cinq ans, par le pasteur Lorriaux.

L'Alliance Française, dont le président est M. Casimir Perier, vient d'en accepter le haut patronage et le congrès aura sans doute lieu à Nancy, en même temps que celui de l'Alliance Française.

9 782013 047722